LEÇON D'OUVERTURE

DU

COURS DE CLINIQUE MÉDICALE

AF728788

Td 31
31

FACULTÉ DE MÉDECINE ET DE PHARMACIE DE LYON

BIBLIOTHÈQUE NATIONALE
R.F.
IMPRIMÉS

LEÇON D'OUVERTURE

DU

COURS DE CLINIQUE MÉDICALE

PAR

M. LE PROFESSEUR BONDET

DÉPÔT LÉGAL
Rhône
N° 687
1884

LYON
IMPRIMERIE PITRAT AINÉ
4, RUE GENTIL, 4
1884

FACULTÉ DE MÉDECINE ET DE PHARMACIE DE LYON

LEÇON D'OUVERTURE

DE

COURS DE CLINIQUE MÉDICALE

PAR

M. LE PROFESSEUR BONDET

MESSIEURS,

Il y a trente ans, dans un modeste amphithéâtre de cet hôpital, j'assistais à la leçon d'ouverture du professeur éminent auquel je devais succéder un jour dans la chaire de clinique médicale.

Assis à une de ces places où vous êtes aujourd'hui, j'écoutais et applaudissais aux débuts du nouveau professeur, ne me doutant guère qu'un jour viendrait où, dans ce même hôpital, dans cette même chaire transformée en chaire de Faculté, ayant à mes côtés comme auditeur le maître d'autrefois, et entouré d'un auditoire d'élite comme celui qui m'écoute, j'aurais l'honneur de prendre la parole à mon tour.

Comment pareil rêve s'est-il réalisé? et par quel enchaînement de circonstances ce résultat a-t-il été atteint?

S'il m'était permis de rechercher dans une vie déjà longue, ce qui m'a valu cet honneur, je pourrais vous dire : j'ai vu beaucoup de malades, j'ai interrogé bien des douleurs, j'ai fouillé dans bien des existences, analysant, creusant, interrogeant la nature, et cherchant par de minutieuses et patientes recherches, à lui arracher avec le secret de ses maux, le secret aussi de ses luttes, de ses résistances, de ses ressources pour échapper à la mort; en un mot, j'ai fait de la clinique, surtout de la clinique.

C'est là le seul titre que j'ose revendiquer; les sympathies, les amitiés, la confiance de mes collègues, ont fait le reste.

En me désignant au choix de M. le Ministre, ils ont pensé que, dans ce milieu hospitalier, où ma vie presque entière s'est écoulée, je pourrai avec plus d'autorité, avec plus d'avantages pour vous, et aussi avec plus d'intérêt et de satisfaction pour moi, remplacer l'enseignement théorique de la pathologie interne, par l'étude pratique des malades.

Je les en remercie du plus profond de mon cœur, comme je vous remercie, vous tous aussi, de la sympathie avec laquelle vous avez accueilli cette demande de permutation et de l'empressement que vous avez mis à inaugurer avec moi cet enseignement.

Mais celui que je tiens surtout à remercier ici, c'est le maître respecté et aimé, qui a dirigé mes premiers pas dans l'étude de la médecine, c'est celui qui m'a constamment entouré de ses conseils, honoré de son amitié, et qui le jour où il a pensé que l'heure de la retraite devait sonner pour lui, a bien voulu jeter les yeux sur moi, pour me confier le lourd fardeau d'un enseignement dirigé par lui jusqu'à la fin avec tant d'éclat.

Messieurs, je tiens à ce que vous le sachiez, cet enseignement, il n'a pas dépendu de moi de le conserver plus longtemps au professeur que nous aimions et que nous admirions tous, et si à côté de mon savant collègue de la clinique médicale, M. le professeur Lépine, la Faculté de médecine et nous tous, avons eu le bonheur de conserver M. le professeur Teissier, celui-ci vous dira que les instances personnelles et pressantes que j'ai faites auprès de lui, il y a bien des années, ne sont peut-être pas étrangères à ce résultat.

Il appartenait suivant moi, à celui qui pendant près de vingt-cinq ans déjà à cette époque, avait été la personnification la plus élevée et la plus vivante de la clinique médicale à Lyon, d'inaugurer cet enseignement dans la future Faculté.

Ayant été à la peine, il me semblait de toute justice qu'il fût à l'honneur.

Il me semblait juste aussi et surtout utile pour vous, de vous conserver autant qu'il voudrait bien y consentir celui dont je connaissais la haute valeur et les rares qualités. Vous pouvez être bien convaincus qu'il n'a pas dépendu de moi, d'ajourner une décision qui pouvait m'amener et qui m'a amené, en effet, à recueillir un héritage dont le lourd fardeau m'effrayait et m'effraye encore au delà de tout ce que je puis vous dire.

M. le professeur Teissier, en effet, n'était point seulement le clinicien dans la plus complète acception du mot, c'était et ce sera encore, car j'aime à croire qu'il ne prendra pas trop à la lettre son honorariat, un professeur doué d'une admirable facilité de langage.

Sa parole, toujours facile, merveilleusement adaptée à toutes les conceptions d'un esprit fin, délicat, pénétrant, savait intéresser toujours, instruire et charmer tout à la fois.

Qu'il s'agisse de simples détails d'observations ou de ces questions générales qu'il abordait volontiers, vous étiez sûr de retrouver toujours cette parole claire, sûre d'elle-même qui, sans effort, savait faire passer de son esprit dans le vôtre sa pensée toute entière.

Cette qualité, maîtresse de l'art de bien dire, qui donnait tant d'attraits à ses leçons, brillait d'un éclat non moins vif dans ses visites au lit des malades.

C'est là surtout que vous étiez sûr de retrouver toujours, avec le professeur éloquent, le médecin habile à interroger un malade, à faire un diagnostic, à poser les indications d'un traitement, puisant toujours ses ressources dans une thérapeutique aussi variée que bien entendue.

C'est là aussi que vous pouviez voir, à côté du praticien éclairé et instruit, l'homme bon entre tous, prodiguant aux malades, avec ses soins et ses remèdes, les encouragements et les espérances.

Obligeant pour tous, bienveillant au delà de tout ce qu'on peut dire, d'une rare indulgence et d'une tolérance sans égale, tel il fut, tel il est, tel son souvenir nous restera.

Si vous me permettez maintenant d'ajouter, dût sa modestie en souffrir, que tant de rares qualités se trouvaient rehaussées encore par ce caractère digne, élevé, qui pendant sa longue carrière ne s'est jamais démenti, vous comprendrez la légitime émotion que j'éprouve à lui succéder.

Je dis succéder et non point remplacer; M. le

professsur Teissier est de ceux qu'on ne remplace pas.

Je ferai de mon mieux; son exemple restera pour nous comme un modèle à suivre, et vous voudrez bien, je l'espère, par votre bonne volonté et vos efforts, m'aider dans la tâche difficile qui m'est imposée.

Ce qui me console dans cet héritage, c'est que, s'il est de ceux qui créent des devoirs et de lourdes charges, il est de ceux qui n'entraînent pas de tristesse; ici, en effet, nous n'avons ni larmes à verser, ni oraison funèbre à prononcer, ni *requiescat in pace* à chanter, le mort se porte bien, et j'ose espérer pour vous, Messieurs, pour moi, que de temps à autre il voudra bien nous prouver, non seulement son existence, mais sa vitalité, et nous faire profiter encore de son expérience et de son savoir.

Ce qui me console aussi, c'est que, dans les efforts que je ferai pour marcher sur ses traces, vous retrouverez dans mes leçons quelque chose de son enseignement, quelque chose de la clinique telle qu'il la comprenait, telle qu'il l'enseignait, telle aussi, je crois, qu'il faut la comprendre et l'enseigner.

Qu'est-ce, en effet, et quel est le but de la clinique? La réponse la plus simple à cette question est la suivante :

La clinique, ou science du malade, a pour but tout

à la fois l'étude, la connaissance et le traitement de l'homme malade.

C'est, comme vous le voyez, le but suprême de la médecine. Pour atteindre ce but, pour faire réellement de la clinique, de la clinique fructueuse, laissez-moi vous dire ce que j'attends de vous et ce que j'entends faire.

Ce qui fait le clinicien, c'est avant tout l'attention, l'attention minutieuse, l'observation détaillée de l'individu que vous étudierez dans tout son être, dont vous établirez non seulement toutes les imperfections, les défectuosités, les souffrances, les troubles fonctionnels divers, mais dont vous calculerez aussi les résistances, et dont vous saurez pressentir les ressources aussi bien que les défaillances.

Pour bien faire cette étude, vous aurez à mettre à contribution tout ce que vous aurez appris jusqu'à ce jour. A l'anatomie, vous demanderez la connaissance de la forme, de la position, des rapports, de la structure des organes ; à la physiologie, vous emprunterez les notions sur le fonctionnement régulier de ces divers tissus ou organes ; la physique vous prêtera les ressources et la précision de ses lois et de ses appareils ; la chimie la sûreté de ses réactifs ; l'histoire naturelle vous dira les diverses manières d'être, d'une infinité d'êtres vivants, grands ou petits, capables de se développer, de séjourner, de vivre au sein de ces tissus. La pathologie que vous savez, je l'espère, vous donnera, avec les types des maladies, les caractères, les symptômes, la marche de chacune de ces maladies.

Elle vous dira aussi les lésions qui les accompagnent, les causes qui les produisent, les transformations ou les complications qu'elles peuvent subir, ainsi que les traitements qu'il convient de leur appliquer.

Dans l'étude que vous avez à faire de l'homme malade, il vous faudra, ainsi que je vous le disais tout à l'heure, à propos du but de la clinique, préciser avant tout celui de ces types auquel correspond l'état du sujet que vous observez; puis vous devrez songer au traitement.

Cette détermination, dont la pathologie doit vous fournir les données, est la base même de la clinique; elle se fait à l'aide de l'étude et de la connaissance des symptômes, autrement dit de la séméiologie.

Une séméiologie bien faite, bien comprise, et surtout bien interprétée, voilà, Messieurs, l'idéal du médecin. Vous connaissez les paroles de Boerhaave, rappelées par M. le professeur Jaccoud, dans la leçon d'ouverture de son cours de clinique médicale : « J'aimerais mieux, disait Boerhaave, un médecin qui, ignorant de toutes choses, saurait la séméiotique, qu'un médecin qui, sachant tout le reste, ignorerait cette dernière. »

Occupez donc de bonne heure votre attention à se fixer sur ce point de recherches, la connaissance des symptômes; et pour cela, sachez bien d'abord ce qu'il faut entendre par symptôme.

Quand on veut parler des manifestations habituelles de la vie à l'état physiologique, on donne le nom de phénomène à ces diverses manifestations; ces manifestations prennent le nom de symptômes quand elles traduisent un état de souffrances de l'organisme. Les symptômes, dit Sée, dans son étude des dyspepsies, sont les manifestations aveugles des souffrances de l'économie.

Chaque symptôme doit avoir ses caractères propres, comme il a aussi ses conditions pathogénétiques particulières, sa signification, sa bénignité ou sa gravité, ses indications thérapeutiques.

Le rôle du médecin qui a su vraiment constater le symptôme est de rechercher tout d'abord, avant d'aller plus loin, à bien déterminer ces diverses questions. Alors seulement qu'elles auront été examinées et résolues, le symptôme isolé de tout ce qui n'est pas lui acquerra sa véritable valeur et deviendra un signe, c'est-à-dire, suivant l'expression de Fernel et de Zimmermann, quelque chose de ce tout qui, venant à frapper notre esprit, nous instruit par là de ce qui est caché ou obscur sur l'état passé, présent et à venir de la maladie.

Les symptômes, comme vous le voyez, sont appréciés par les sens, il suffit de regarder, de chercher pour les voir, ils appartiennent donc à l'observation pure, les signes nécessitant une opération de l'intelligence, sont déjà le fruit d'un acte intellectuel, d'un raisonnement, d'une pénétration plus ou moins grande de l'esprit, d'un jugement plus ou moins droit de l'observateur. Les premières peuvent appartenir à tout le monde, la connaissance des secondes restera toujours l'apanage du véritable observateur, de celui qui non content de regarder et de voir, cherche, calcule, raisonne, juge, apprécie.

Ce sont ces opérations multiples de l'esprit, faites avec plus ou moins de facilité et de certitude qui constituent ce qu'on appelle le tact médical, le coup d'œil de certains médecins.

Défiez-vous de ces prétendus dons, particuliers à certains hommes, de ces sortes de divinations, et ne croyez pas, avec le *profanum vulgus*, comme le disait mon savant collègue et ami, M. le professeur Lacassagne, dans son cours de séméiologie professé à la Faculté de Montpellier, que ce soit là une faculté purement instinctive, et que le médecin qui présente ces brillantes qualités de poser un diagnostic rapide et certain, soit un homme ordinaire.

Le tact médical, a dit Forget, est le produit complexe

d'une science profonde et d'une expérience consommée, fécondée, vivifiée par un sens droit et un jugement sûr.

C'est à acquérir cette science, c'est à former ce jugement, Messieurs, que doivent tendre dès à présent tous vos efforts. Le fait d'abord, l'idée ensuite.

Telle doit être, sous peine de voir ces efforts rester stériles, la marche à suivre dans cette double opération de l'esprit qui nécessite tout à la fois, l'intervention, l'éducation des sens, et un travail, une opération de l'esprit.

Observez d'abord, cherchez le symptôme, cherchez-le avec la vue, avec l'ouie, avec le toucher, avec le goût, avec l'odorat, cherchez-le et précisez-le avec les appareils de la physique, avec les réactifs de la chimie, et quand vous l'aurez bien constaté, bien vu, remontez à sa cause, interprétez-le, faites-en un signe. En un mot, transformez le fait en idée.

L'histoire suivante, empruntée à la Séméiologie de Double, vous fera saisir mieux que tout ce que je pourrais vous dire, la nuance ou plutôt la différence qui existe entre le symptôme et le signe. Galien étant un jour dangereusement malade, et ayant entendu que deux de ses amis s'entretenaient de quelques symptômes qu'ils venaient d'observer sur lui, tels que la rougeur de la face, yeux vifs, enflammés, hagards, il s'écria aussitôt qu'on y prît bien garde, qu'il était menacé de délire, et il demanda qu'on lui administrât des remèdes en conséquence; les assistants avaient vu les symptômes, Galien malade, en avait déduit les signes du délire.

Ainsi vous ferez, Messieurs, en vous habituant de bonne heure, à chercher soit dans le symptôme isolé, soit et surtout dans les divers complexus symptomatiques, que vous aurez à observer, le signe ou les signes révélateurs de telle ou telle lésion, de telle ou telle maladie.

Cette habitude précoce d'appliquer votre esprit à la détermination *significative* du symptôme, outre les facilités, les certitudes qu'elle vous donnera pour le diagnostic des maladies, aura l'immense avantage de vous mettre en garde contre cette thérapeutique mesquine, presque toujours inutile, souvent dangereuse qui consiste le plus souvent à combattre le symptôme à mesure qu'il se montre, et nous fait perdre de vue, dans la très grande majorité des cas, la véritable thérapeutique, celle de la maladie.

La symptomatologie ainsi comprise, devient la séméiologie, et c'est de cette séméiologie bien faite que découle le diagnostic, c'est-à-dire la détermination de la maladie.

Ne croyez pas cependant, une fois en possession de

cette détermination, que vous n'avez plus rien à faire et que votre rôle d'observateur est terminé. La connaissance du symptôme et son interprétation, vous a donné un nom, chose importante sans doute, très importante même, puisque de cette notion déjà, vous pouvez conclure à la nature plus ou moins bénigne de la maladie, à sa marche, à sa durée, à ses complications possibles, probables, à ses terminaisons ; ce qu'il importe encore, et pour cela vous aurez recours non pas seulement à la séméiologie, mais aux anamnestiques, c'est de connaître les antécédents de votre malade, de remonter aux causes probables de la maladie, de savoir comment il la supporte, d'apprécier les ressources dont il dispose pour en triompher, ainsi que les efforts que vous avez à faire, les médications que vous devez employer pour la combattre.

Alors seulement que grâce à l'étude attentive de votre malade, et par un examen complet de toutes ses fonctions, de ses origines, de son passé, vous posséderez ces divers éléments, alors seulement vous pourrez faire acte de médecin ; c'est à-dire, juger, conclure et déduire.

Si vous avez bien vu et tout vu, votre jugement sera sûr, vos conclusions certaines, vos déductions rigoureuses. On pardonne à un médecin de ne pas guérir, on ne lui pardonne pas de ne pas voir, ou de se tromper.

BIBLIOTHÈQUE NATIONALE

Neuf fois sur dix en médecine, l'erreur vient d'un défaut d'attention ou d'une insuffisance d'examen. Je ne veux pas dire que vous ne vous tromperez jamais et que vous ne commettrez point d'erreurs, nous en commettons tous ; mais ce que je puis vous affirmer, c'est que si vous voulez bien vous pénétrer, dès à présent, des conseils que je viens de vous donner, vous arriverez de bonne heure, avec l'habitude de diagnostics rigoureux, à des certitudes non moins grandes pour formuler vos pronostics et asseoir vos traitements.

Puisque je vous parle de traitements, laissez-moi vous dire aussi l'importance que vous devez attacher à cette partie de la clinique, partie délicate entre toutes, si souvent négligée, si abandonnée, souvent même méprisée par quelques natures sceptiques ou ignorantes, et si malentendue souvent par les empiriques et les guérisseurs.

Importante entre toutes, elle est le but même de la médecine. Je ferai tous mes efforts pour vous montrer cette partie essentielle de mon enseignement, telle que je le comprends, telle, je crois, qu'elle doit être, aussi répréhensible dans ses excès et ses écarts que dans cette abstention dédaigneuse de ceux qui ne la connaissent pas.

Voilà, Messieurs, rapidement tracée la route dans

laquelle je désire vous guider. La méthode que je viens de vous exposer en peu de mots, je me propose de la suivre, dans mes visites au lit des malades, aussi bien que dans mes leçons à l'amphithéâtre.

Nous interrogerons ensemble les malades, nous les étudierons dans leur manière d'être, dans chacune des manifestations de leurs souffrances, mettant à profit toutes les connaissances que nous pouvons avoir, toutes les notions que nous pourrons acquérir par l'interrogatoire scrupuleux de leur passé, par l'examen minutieux de leur état présent.

Ces notions, nous les demanderons à la pathologie, à l'anatomie, à la physiologie, aux sciences accessoires. Nous les chercherons avec les enseignements du passé, aussi bien qu'à l'aide des découvertes de la science moderne.

Au lieu de chercher sans cesse à séparer les anciens des modernes, ainsi que le disait, il y a longtemps déjà, l'illustre Baglivi, essayons plutôt, s'il est possible, de réunir les uns et les autres dans une alliance éternelle.

Quelle folie plus grande, en effet, de vouloir toujours les mettre en désaccord par les mots quand ils sont d'accord par les choses. On ne peut s'imaginer, par exemple, combien cette déplorable manie de créer toujours des mots nouveaux, pour exprimer des choses déjà nommées, sème d'embarras, de défiance et d'obscurité, sous les pas des jeunes gens qui marchaient avec le plus de sûreté dans l'étude de la médecine.

Observateurs et chercheurs consciencieux, gardiens fidèles des traditions du passé, l'esprit ouvert à toutes les découvertes du présent, nous utiliserons tout.

« Si les découvertes actuelles, disait ce même Baglivi, ont quelque chose qui les distingue de la rudesse antique, nous ne devons ce résultat qu'à la philosophie et aux méthodes expérimentales. Mais si nous voulons que l'humanité puisse trouver enfin quelque utilité générale dans cette masse de travaux particuliers, il s'agit d'appliquer les mêmes méthodes au perfectionnement de la pratique, qui est le but véritable de la science, le seul but où doivent tendre désormais tous les efforts, tous les talents des hommes de notre âge.

« Suivons cette route, et nous verrons s'évanouir, l'un après l'autre, tous ces préjugés d'une éducation fausse qui sont la source de nos erreurs la plus inépuisable. Suivons-la, et bientôt nous verrons la médecine, débarrassée enfin des langes grossiers de l'enfance, revêtir la forme et la prudence de la virilité.

« Fille du temps, la médecine n'a point dû à l'esprit de l'homme son laborieux enfantement, et si l'antiquité regardait l'art de la divination comme un résultat des remarques journalières et de l'expérience, on peut en dire autant de la médecine. »

Ainsi s'exprimait, il y a près de deux siècles, l'illustre auteur de la *Médecine pratique*.

Si j'ai tenu à vous rappeler cette pensée d'un des plus illustres représentants de la médecine, c'est pour vous montrer combien ces paroles vraies de 1695 seraient d'une application non moins juste en 1884.

Nous vivons, en effet, à une époque où s'opère incontestablement une évolution importante de la médecine.

Les doctrines physiologiques ont doté le médecin de faits positifs de la plus haute importance pour l'interprétation et la compréhension des maladies.

La science expérimentale, en reproduisant sur les animaux les altérations des tissus, les troubles fonctionnels observés chez l'homme dans les diverses maladies, a certainement fourni un précieux tribut à la connaissance plus parfaite des lésions, de la nature et de la pathogénie des manifestations morbides.

Par elle aussi, grâce à ce que nous avons appris sur le rôle prépondérant de certains êtres infiniment petits dans les phénomènes de la fermentation, l'on est arrivé à pénétrer d'une façon plus intime dans l'étude de l'étiologie et de la nature de certaines maladies, et ce serait faire acte répréhensible et blâmable que de fermer obstinément les yeux et de se refuser à voir, à mesure que ces études se poursuivent, les transformations qui, en peu d'années, se sont opérées dans la connaissance de la nature, de la prophylaxie et du traitement d'un certain nombre d'entre elles.

Mais ce qu'il y a de regrettable à côté de ces perfectionnements, de ce que j'appellerai l'instrumentation de la clinique, c'est le parti pris de dénigrement, l'abandon systématique et souvent dédaigneux de tout ce que nous devons à l'observation des siècles passés.

Avant de détruire, souvenons-nous qu'il faut édifier, et qu'avant d'élever sur les ruines et l'oubli du passé de fragiles systèmes, des doctrines souvent sans fondement, il importe de ne reconnaître, à la place des erreurs ou de l'ignorance du passé, que les vérités éclatantes et absolument démontrées.

Telles sont les idées qui doivent nous guider dans la direction que nous avons à suivre, à cette époque que j'appelai tout à l'heure l'évolution de la médecine. L'esprit ouvert à toutes les découvertes, à tout progrès, nous devons nous intéresser à tout ce qui se fait, à tout ce qui se dit, chercher toujours ; aussi éloignés des négations systématiques que des enthousiasmes irréfléchis.

S'il est de notre devoir de ne rien sacrifier des doctrines et des faits du passé, sans avoir à mettre à leur place des doctrines et des faits positifs, il est de notre devoir aussi, tout en restant respectueux et pleins d'admiration pour les efforts de ceux qui nous ont précédés, de ne rien négliger des vérités d'aujourd'hui.

Ainsi nous ferons, préoccupés avant tout de l'observation minutieuse de chaque maladie; sans cependant jamais nous laisser dominer par des détails isolés, nous nous efforcerons d'arriver à cette idée synthétique de la maladie, qui seule conduit à l'idée vraie et complète du sujet, et une fois en possession de cette idée, nous nous souviendrons du but final et réellement supérieur de la médecine : chercher à guérir.

Voilà, Messieurs, le rôle de la clinique, telle, je crois, qu'il faut la comprendre.

Science intéressante, s'il en fut, faisant appel à tout et à tous; science indéfiniment ouverte à toutes les recherches, à tous les travailleurs; science difficile, mais passionnante, puisque les problèmes qu'elle pose sont incessants et indéfiniment renouvelables; science attrayante et élevée entre toutes par son but : guérir.

Quant aux moyens à employer pour résoudre ces multiples et difficiles problèmes, je vous l'ai dit déjà en commençant, tout doit nous servir : anatomie, physiologie, pathologie, sciences accessoires et, par-dessus tout cela, l'attention, le raisonnement et le jugement.

J'espère, Messieurs, vous en avoir assez dit pour vous montrer l'esprit qui doit vous conduire, et les méthodes qui nous guideront dans cet enseignement. Tous mes efforts tendront à le faire intéressant et surtout fructueux pour vous.

Un conseil encore, et c'est par là que je finis : la clinique est surtout, je vous l'ai dit, une science d'observation et de jugement; habituez-vous donc de bonne heure à ce travail combiné des sens et de l'intelligence.

Observez surtout par vous-même, et pour cela venez à la visite, suivez les malades; la véritable clinique se fait au lit du malade, plutôt qu'à l'amphithéâtre. Voyez-les, interrogez-les, apprenez à vous rendre compte par vous-même de leurs diverses manières d'être, arrêtez-vous surtout pour débuter à l'étude des différents symptômes, faites de la séméiologie, du diagnostic; cherchez à remonter aux causes de la maladie ; essayez, par l'étude du passé et l'examen de toutes les fonctions, de calculer, de prévoir et les ressources et les dangers ; mais surtout n'oubliez pas qu'au-dessus de tout cela, il y a une question qui domine tout, qui est le but même de la clinique, c'est la thérapeutique.

N'oubliez pas, non plus, qu'à côté du médecin qui guérit, il y a le médecin qui console. Le médecin, a dit le professeur Picot, de Bordeaux, à ses élèves, en terminant sa leçon d'ouverture de clinique médicale, et c'est par là aussi que vous me permettrez de finir, ne vaut pas seulement par la science, il vaut aussi par son cœur, par ses sentiments humains, par son dévouement.

BIBLIOTHÈQUE NATIONALE R.F. IMPRIMÉS

FIN

LYON. — IMPRIMERIE PITRAT AINÉ, 4, RUE GENTIL.

www.ingramcontent.com/pod-product-compliance
Ingram Content Group UK Ltd.
Pitfield, Milton Keynes, MK11 3LW, UK
UKHW032037260826
14628UKWH00007B/3016

9 782014 106022